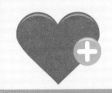

脊髓小脑性共济失调
患者居家康复手册

主　编：高　强　李　程
副主编：谭惠心　陈　意　丘熠童
编　委（按照姓名笔画排序）：
丘熠童　四川大学华西医院
苏　薇　四川大学华西医院
杨洪友　青岛大学附属泰安市中心医院
李宝金　四川大学华西医院
李　程　四川大学华西医院
吴　远　四川大学华西医院
陈　意　四川大学华西医院
桂尘璠　四川大学华西医院
高　强　四川大学华西医院
郭启帆　中山大学附属第一医院
廖伶艺　陆军军医大学大坪医院
谭惠心　四川大学华西医院

四川大学出版社
SICHUAN UNIVERSITY PRESS

图书在版编目（CIP）数据

脊髓小脑性共济失调患者居家康复手册 / 高强，李
程主编．— 成都：四川大学出版社，2024.5
ISBN 978-7-5690-6923-5

Ⅰ．①脊…　Ⅱ．①高…　②李…　Ⅲ．①小脑疾病－康
复－手册　Ⅳ．① R742.809-62

中国国家版本馆 CIP 数据核字（2024）第 107321 号

书　　名：脊髓小脑性共济失调患者居家康复手册
　　　　　Jisui Xiaonaoxing Gongjishitiao Huanzhe Jujia Kangfu Shouce
主　　编：高　强　李　程

选题策划：许　奕
责任编辑：许　奕
责任校对：倪德君
装帧设计：胜翔设计
责任印制：王　炜

出版发行：四川大学出版社有限责任公司
　　　　　地址：成都市一环路南一段 24 号（610065）
　　　　　电话：（028）85408311（发行部）、85400276（总编室）
　　　　　电子邮箱：scupress@vip.163.com
　　　　　网址：https://press.scu.edu.cn
印前制作：四川胜翔数码印务设计有限公司
印刷装订：四川华龙印务有限公司

成品尺寸：170 mm×240 mm
印　　张：6.125
字　　数：60 千字

版　　次：2024 年 6 月 第 1 版
印　　次：2024 年 6 月 第 1 次印刷
定　　价：49.00 元

本社图书如有印装质量问题，请联系发行部调换

扫码获取数字资源

四川大学出版社
微信公众号

主编简介

高强 教授，博士生导师。

双博士学位（四川大学华西临床医学院康复医学与理疗学博士，香港理工大学康复工程学博士）、博士后，美国SUNY Upstate Medical University访问学者。

主要从事神经康复物理治疗的医、教、研工作，研究方向为神经系统疾病物理治疗及神经调控治疗，主导创立中枢传导通路与姿势控制技术（CPPC技术）理论与治疗体系并获得四川省医学科技一等奖。

学术成果：主持国家自然科学基金3项，主持省、市级重点研发项目课题2项，参研国家级与省级课题10余项；第一及通信作者发表学术论文80余篇，其中SCI收录论文30余篇；主编及参编康复医学专著20余部。

学术任职：四川省康复医学会康复医疗分会副会长，四川省康复医学会康复治疗专委会主任委员，四川省康复治疗师协会副会长，中国康复医学会物理治疗专委会副主任委员，中国康复医学会智能康复专委会常委。

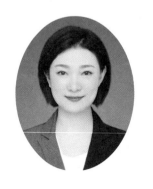

李程 主管物理治疗师。

四川大学华西医院康复医学中心神经内科康复治疗组组长，主要研究方向为帕金森病、多系统萎缩等神经变性疾病，运动障碍疾病的康复治疗及居家管理。

学术成果：主持四川省科技厅课题2项，四川省卫健委课题1项，横向课题1项，参研省、市级重点研发项目6项；第一及共一发表学术论文4篇，其中SCI收录3篇；参编康复医学专著2部，参译1部；获批国内专利2项，院内新技术1项。

学术任职：中国康复医学会帕金森病与运动障碍康复委员会青年委员，中国康复医学会康复治疗专委会神经调控学组委员。

前　言

　　脊髓小脑性共济失调（spinocerebellar ataxia，SCA）是一组遗传异质性的常染色体显性遗传性进行性疾病。目前已发现40多种亚型，各亚型的临床表现较为相似又各具特征。全球患病率为（1～5）/100000，十分罕见。SCA患者首先表现为步态不稳，随着病情的进展，出现精细运动障碍。同时，几乎所有的SCA患者都会出现言语功能障碍及吞咽问题。在SCA病程中可能出现的功能障碍或症状包括运动功能障碍、与脑干功能障碍有关的眼球运动异常（快速眼球运动减慢或凝视麻痹）、感觉功能障碍、认知功能障碍、大小便功能障碍、癫痫及睡眠障碍等。患者大多为中青年期起病，正值人生上升期，也是家庭的支柱，因此疾病所带来的功能障碍对于患者及其家庭的影响都是非常巨大的。SCA目前尚无明确的治愈方法，主要的临床治疗方法是对症处理，如癫痫发作用抗癫痫药、肌张力障碍用肉毒杆菌毒素注射剂、共济失调用金刚烷胺、帕金森症状用左旋多巴等。

康复治疗作为一种非药物治疗的代表，在推进健康中国建设、加强罕见病防治管理中起到了不可忽视的作用。其提倡科学理性的抗病方法和理念，与疾病共存、积极康复，对患者家庭角色、社会角色的保持都至关重要。积极康复治疗是尽可能维持患者日常生活自理能力、提高患者生活质量的必要手段。物理治疗的重点是改善步态、平衡、协调性、姿势和肌肉力量以帮助患者保持功能独立；作业治疗包括设备的适应性训练，如轮椅、拐杖及助行器等辅具在日常生活中的正确使用，旨在提高患者日常生活活动能力；言语治疗可通过设备辅助患者训练并配合行为疗法来改善患者言语功能障碍。对于功能障碍较重，不方便经常前往医院进行康复治疗的患者而言，居家康复无疑是一种便捷、经济且有效的干预方式。在缺乏治愈药物且疾病进行性加重的前提下，本书对患者及家属具有重要意义。

本书是由神经系统疾病康复领域的专家特意为SCA患者及家属制作的居家康复指南。内容以SCA患者的居家康复为主，介绍了SCA的基础疾病知识、临床研究进展、不同功能障碍及康复治疗对策、营养管理、日常生活护理和其他参考信息等。为了让患者及家属更好地使用本书，我们对所呈现的知识内容采用尽可能简单的表述，图文并茂，方便理解、应用。本书内容全面，实用性强，分类清晰，从基础理论到临床应用，循序渐进，使患者及家属全面理性地了解疾病，积极勇敢地面对疾病和生活。患者使用本书时，可参考自己目前的症状，对照目录查阅，进而了解相关的知识和居家康复方法。希望本书能为SCA患者及家属提供居家康复的指导性建议。

由于时间仓促，水平有限，书中内容难以全面反映国内外SCA康复方面的所有进展，难免存在疏漏，恳请读者批评指正。

最后，特别感谢成都简则医药技术有限公司及四川大学出版社对本书出版的大力支持！感谢全体编写团队成员的辛苦努力与付出！让我们一起努力为SCA患者的全程康复管理之路保驾护航！康复与您同在！

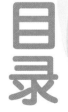
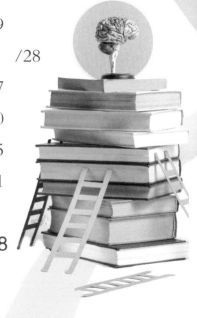

目录

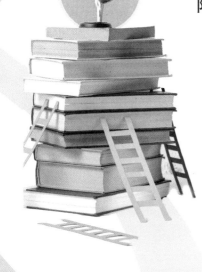

第一章 概 述

第一节 了解疾病

一、简介

脊髓小脑变性（spinocerebellar degeneration，SCD）是一组以小脑病变为中心，中枢神经系统（大脑、脑干、小脑、脊髓）同时受到广泛损害的慢性进展性疾病。根据病因，脊髓小脑变性可以大致分为原发性脊髓小脑变性和遗传性脊髓小脑变性两类。遗传性脊髓小脑变性也称为遗传性脊髓小脑性共济失调，约占脊髓小脑变性的40%。脊髓小脑性共济失调（spinocerebellar ataxia，以下统称为SCA）是一组异质性的常染色体显性遗传病。SCA具有高度的临床异质性和遗传特异性，可导致严重残疾和过早死亡，病变累及脊髓、小脑及脑干等部位，遗传早现是该病的典型特征。据文献统计，目前全球SCA的患病率为1/10万～5/10万，不同地区SCA亚型分布存在差异。

二、病因及发病机制

在常染色体显性遗传的SCA人群中可以发现，致病基因内的胞嘧啶（cytosine，C）、腺嘌呤（adenine，A）和鸟嘌呤（guanine，G）（指基因中的物质）组成的CAG重复碱基序列异常伸长。CAG重复扩增的次数越多，临床表现为患者发病的年龄越早，这称为遗传早现。此外，在父源性传递（父-子）过程中，CAG重复扩增次数增加的趋势更明显，所以遗传早现在父源性传递中更突出。

目前倾向于根据遗传位点对SCA进行分类，每种亚型被命名为SCAn（n依据致病基因或位点发现的时间顺序递进）。目前全球共计发现了SCA的40余种亚型。根据基因突变的类型，SCA不同亚型可以分为两类：重复扩展型SCA和非重复扩展型SCA。多聚谷氨酰胺（polyglutamine，poly Q）SCA是临床上最为常见的类型，其包含的亚型有SCA1、SCA2、SCA3、SCA6、SCA7、齿状核红核苍白球路易体萎缩症（dentatorubral-pallidoluysian atrophy，DRPLA）。调查显示，SCA3、SCA2、SCA1是汉族人群发病率最高的三种亚型。

三、病理表现

SCA共同表现为小脑、脑干和脊髓的变性、萎缩（图1.1.1），不同亚型的病理改变存在差异（图1.1.2）。例如，SCA1主要累及脊髓小脑束和后索，很少累及黑质、基底核及脊髓前角细胞；SCA2主要累及下橄榄核、脑桥和小脑；SCA3主要累及脑桥、脊髓小脑束、黑质及脊髓前角细胞。SCA的主要受累神经结构可以与相应的功能障碍表现联系起来（表1.1.1）。

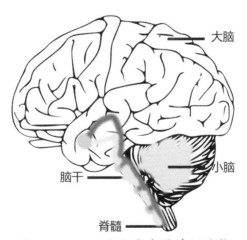

图1.1.1 SCA的主要受累神经结构

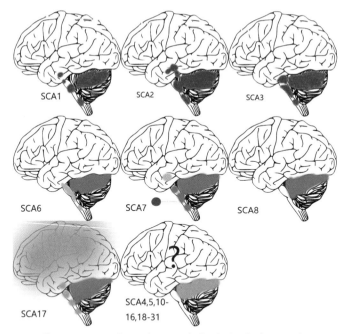

图1.1.2　不同亚型SCA对应的受累神经结构

注：颜色代表受损的程度，颜色越深，表示受损越严重。

表1.1.1　SCA的受累神经结构与临床主要表现

受累神经结构	临床主要表现
大脑（基底核）	走路动作慢，步子小，笨手笨脚
	缺乏正常表情
小脑	口齿不清、走路蹒跚，四肢不协调
脑干	书写障碍
脊髓	站立困难、四肢消瘦（肌肉萎缩）、尿失禁

四、临床表现

（一）共同临床表现

大多数SCA患者在30～40岁发病，缓慢进展。部分SCA亚型如SCA5、SCA21或CAG重复扩增次数多的可在儿童期发病。一般首先出现下肢共济失调，表现为走路不稳、步基宽、易跌倒，继而出现上肢共济失调，如双手笨拙及意向性震颤、书写困难（常有"书写过大症"）、辨距不良等。几乎所有SCA患者都会出现构音及吞咽功能障碍。眼部症状包括眼球震颤（垂直性、水平性或混合性）、眼球扫视和追踪缓慢、复视等。不同亚型SCA还可伴有肌张力障碍、肌肉萎缩、帕金森症状、感觉障碍、认知障碍等。睡眠障碍在SCA患者中也很常见，包括不宁腿综合征、快速眼动睡眠行为障碍、白天睡眠过度、失眠和睡眠呼吸暂停。随着疾病的进展，上述的SCA临床表现会逐渐加重。

（二）各亚型的临床特点及表现

SCA各亚型的临床特点及表现见表1.1.2。

表1.1.2　SCA各亚型的临床特点及表现

亚型	临床特点及表现
SCA1	锥体束征，周围神经病
SCA2	眼动慢，腱反射减弱，肌阵挛
SCA3（MJD）*	眼动慢，锥体外系体征，突眼，周围神经病
SCA4	感觉性周围神经病
SCA5	早发，进展慢
SCA6	振动觉和关节位置觉减退，发作性共济失调，病情进展缓慢
SCA7	视力下降伴视神经萎缩和视网膜色素变性
SCA8	振动觉减退，反射亢进，病情进展缓慢
SCA10	单纯性小脑性共济失调，全面性和（或）复杂部分性癫痫
SCA11	单纯性小脑性共济失调，腱反射亢进，病程较轻
SCA12	震颤，痴呆
SCA13	精神运动迟缓
SCA14	早发，肌阵挛
SCA15/SCA16	病情进展缓慢
SCA17	痴呆
SCA18	锥体束征，感觉轴索神经病
SCA19/SCA22	小脑综合征，痴呆，肌阵挛
SCA20	上颚震颤，构音障碍
SCA21	轻、中度认知障碍
SCA23	远端感觉障碍

续表1.1.2

亚型	临床特点及表现
SCA24	隐性遗传
SCA25	感觉性周围神经病，面肌抽动，胃肠道症状
SCA26	单纯性小脑性共济失调
SCA27	认知功能障碍
SCA28	眼肌瘫痪，上睑下垂
SCA29	早发，无进展的共济失调
SCA30	病情进展缓慢，相对单纯的共济失调
SCA31	肌张力降低
SCA32	认知功能障碍，男性睾丸萎缩
SCA34	皮损，多形性红斑伴脱屑
SCA35	晚发，缓慢进展的步态异常，肢体共济失调
SCA36	晚发，躯干共济失调，构音障碍，可伴运动神经元病
SCA37	晚发，跌倒，构音障碍，垂直眼动障碍
SCA38	病情进展缓慢，相对单纯的共济失调
SCA40	腱反射亢进，痉挛
SCA41	单纯性小脑性共济失调
SCA42	小脑性共济失调，痉挛，肌纤维颤搐
SCA43	小脑性共济失调，多发神经病
SCA44	单纯性小脑性共济失调
SCA45	单纯性小脑性共济失调

续表1.1.2

亚型	临床特点及表现
SCA46	单纯性小脑性共济失调
SCA47	单纯性小脑性共济失调
SCA48	认知、情感障碍
DRPLA*	舞蹈症，痫性发作，肌阵挛，痴呆

*注：DRPLA，齿状核红核苍白球路易体萎缩症；MJD，马查多-约瑟夫病。

五、诊断

SCA的诊断方法包括病史询问、体格检查、实验室检查等。由于SCA的临床症状存在高度重叠性及异质性，故可靠的确诊方法是基因检测。此外，CT和磁共振成像（magnetic resonance imaging，MRI）等影像学检查可见小脑、脑干及脊髓等部位不同程度的萎缩。脑磁共振波谱（magnetic resonance spectrum，MRS）、单光子发射计算机断层成像术（single-photon emission computed tomography，SPECT）及正电子发射扫描（positron emission tomography，PET）也广泛应用于临床。脑干诱发电位、肌电图、脑脊液检查等也可作为辅助检查手段。

SCA的主要诊断依据如下：

1. 以进行性共济失调为主要临床表现，并排除获得性病因。

2. 具有SCA家族史。

3. 进行SCA基因检测后呈阳性。

六、治疗

SCA的临床治疗一般以对症和支持治疗为主，目的是延缓SCA临床症状的发展。这些对症和支持治疗主要包括物理治疗、作业治疗、言语吞咽治疗、心肺治疗、心理康复治疗以及居家康复等。康复辅具支持及家居环境改造等方法也能够帮助SCA患者。此外，一些针对SCA症状的药物已用于临床治疗，如利鲁唑、伐尼克兰等（药物的具体应用请谨遵医嘱）。

第二节　脊髓小脑性共济失调临床治疗研究进展

本病一般无需手术治疗，目前尚无特异性治疗方法，需要神经内科、康复科、营养科、心理科等多学科联合诊治。同时，SCA有高度异质性，需对不同亚型的临床表现给予对症治疗（药物的具体应用请谨遵医嘱）。

一、药物治疗

药物治疗作为主要治疗手段，可以改善症状，保护神经。联合应用丁螺环酮、金刚烷胺、加巴喷丁可以改善共济失调症状；左旋多巴或多巴胺受体激动剂可以缓解强直等锥体外系症状；β-受体阻滞剂和扑米酮治疗震颤；拉莫三嗪可改善SCA3患者的步态异常；巴氯芬或美金刚可缓解肌肉痛性痉挛和肌肉强直；伐尼克兰可改善SCA3患者步态异常和快速轮替运动障碍；利鲁唑符合改善SCA患者共济失调的A级推荐标准；维生素E、辅酶Q10可清除自由基，在体内起到抗氧化作用；抗惊厥药丙戊酸可抑制组蛋白去乙酰化酶从而起到神经保护作用；温和的镇静剂可能有助于改善患者的焦虑情绪；唑吡坦可用于睡眠功能障碍患者；他替瑞林是一种促甲状腺素释放激素类似物，可促进大脑中神经递质的释放，并起到神经生长因子的作用，可以改善脊髓小脑退化中的共济失调症状，在日本已获准上市，用于治疗脊髓小脑变性症。

所有症状完全表现需较长时间且难以逆转，对症治疗可能有助于改善预后。治疗周期受病情严重程度、治疗方案、治疗时机、年龄体质等因素影响存在差异。

二、其他治疗手段

（一）康复训练

物理治疗侧重于改善肌肉力量和调动肌肉的能力。作业治疗侧重于日常生活活动，如吃饭、穿衣、洗澡和上厕所等。言语及吞咽治疗侧重于改善患者与构音、吞咽动作相关的口咽部肌肉力量及协调能力。因此，科学的康复训练可改善言语功能、吞咽功能、平衡功能、认知功能及情绪，帮助纠正步态和姿势，可能有助于患者生活自理能力的恢复，延缓疾病进展，改善生活质量。

（二）物理因子治疗

经颅磁刺激（transcranial magnetic stimulation，TMS）、经颅直流电刺激（transcranial direct current stimulation，tDCS）等（图1.2.1），通过调节初级运动皮层和小脑之间的关联来帮助调节小脑兴奋性，从而改善运动、感觉、认知等多种功能。

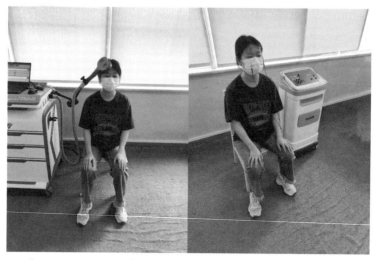

图1.2.1　经颅磁刺激（左）和经颅直流电刺激（右）

（三）适应性辅助设备

对于步行欠稳定的患者，可使用手杖、助行器、活动椅等辅具（图1.2.2），避免跌倒受伤；对于睡眠功能障碍，甚至睡眠呼吸暂停综合征的患者，可采用家用呼吸器辅助呼吸；对于吞咽困难的患者，可以放置胃管预防误吸和维持营养摄入；对于构音障碍的患者，应注意加强言语治疗，必要时可配备言语或交流辅助设备。

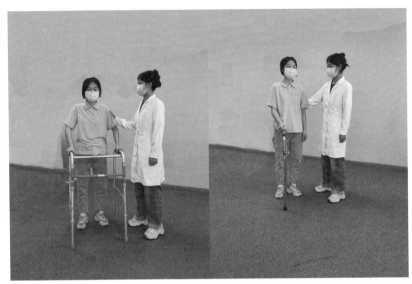

助行器　　　　　　　　　　　　单脚手杖

图1.2.2　适应性辅助设备

（四）干细胞治疗

SCA是一种进行性神经退行性疾病。干细胞具有分化为任何种类细胞的能力，从而补充发生退行病变的神经元。许多致力于神经退行性疾病的干细胞治疗的研究人员将注意力集中在间充质干细胞，因为它们具有安全性且易于分离和扩增。

尽管有低质量证据支持间充质干细胞移植治疗可改善SCA3患者运动功能且未报告严重不良事件，但持续效果有限，特别是其明确的治疗机制仍未确定，且递送途径、剂量、移植来源和培养条件等关键问题仍有待解决，目前一致认为需要进行更多大规模、随机、双盲、安慰剂对照的临床试验，以确认干细胞治疗在SCA中的长期安全性和治疗潜力。

（五）心理治疗

采用临床常用的心理干预疗法，可帮助患者更好地认识疾病、管理自我情绪，从而增加自信心（图1.2.3）。

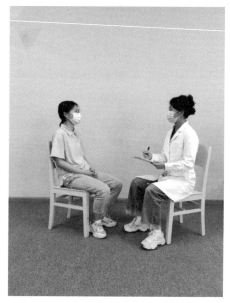

图1.2.3　支持性心理治疗

（六）营养支持

每天服用多种维生素可能有助于减少疲劳，促进整体健康，如维生素B_{12}、维生素C；减少"劣质"碳水化合物及蛋白质摄入，如面包、松饼、馅饼、蛋糕、饼干、加工或腌制的肉类和鱼类等；避免摄入可能会增加头晕感和平衡不稳定性的食物，如阿斯巴甜（甜味剂）、巧克力等。

（七）其他支持性策略

使用具有支撑身体功能的坐垫/座椅保持装置：坐在轮椅上身体倾斜的情况下，使用可支撑身体侧面、臀部不会偏离的靠垫。家居环境改造：建议在蹲便器或马桶、淋浴间墙壁上加装稳定牢固、适合手抓握的扶手（图1.2.4）。横向竖向的都需要。此外，在其他地方也需要加装与患者身高相配的扶手，方便患者步行转移，减小摔倒风险。洗澡的时候，使用靠背较高、带扶手的淋浴椅；在手臂、手腕、腿上加上重物增加稳定性。

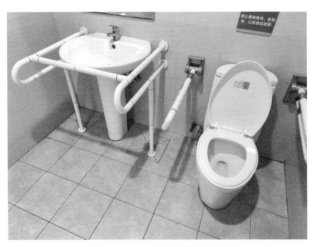

图1.2.4　无障碍厕所

（八）未来可能的治疗新方法

基因治疗、靶向治疗、反义寡核苷酸和药物制剂等。

三、宣教

1. 患者因营养不良可能导致身体偏瘦，需合理摄入食物以管理体重，从而缓解行走及活动的困难，详见第四章的相关内容。

2. 日常护理相关注意事项，如定时翻身、血压管理、适当锻炼等。

3. 建议进行遗传咨询，了解下一代的发病情况。

参考文献

1. Ruano L. The global epidemiology of hereditary ataxia and spastic paraplegia: a systematic review of prevalence studies [J]. Neuroepidemiology, 2014, 42（3）: 174-183.

2. 吴方瑞，钟敏. 脊髓小脑性共济失调的临床表现、发病机制及诊疗研究进展 [J]. 山东医药，2021，61（23）: 112-115.

3. 李松林. 遗传性脊髓小脑共济失调的发病机制及临床表型 [J]. 河南大学学报（医学版），2018，37（4）: 295-300.

4. 宋兴旺. 湖南汉族人群遗传性脊髓小脑型共济失调患者三核苷酸突变频率分布［J］. 中南大学学报（医学版），2006（5）：702–705.

5. Seidel K. Brain pathology of spinocerebellar ataxias［J］. Acta Neuropathol，2012，124（1）：1–21.

6. Coutelier M. A panel study on patients with dominant cerebellar ataxia highlights the frequency of channelopathies［J］. Brain，2017，140（6）：1579–1594.

7. 贾建平，苏川. 神经病学［M］. 8版. 北京：人民卫生出版社，2018.

8. Romano S. Riluzole in patients with hereditary cerebellar ataxia：a randomised，double-blind，placebo-controlled trial［J］. Lancet Neurol，2015，14（10）：985–991.

9. Zesiewicz T A. A randomized trial of varenicline（Chantix）for the treatment of spinocerebellar ataxia type 3［J］. Neurology，2012，78（8）：545–550.

10. Friedman J H. Machado-Joseph disease/spinocerebellar ataxia 3 responsive to buspirone［J］. Mov Disord，1997，12（4）：613–614.

11. Van de warrenburg B P，Van gaalen J，Boesch S，et al. EFNS/ENS Consensus on the diagnosis and management of chronic ataxias in adulthood［J］. Eur J Neurol，2014，21（4）：552–562.

12. Ondo W G. Current and emerging treatments of essential tremor［J］. Neurol Clin，2020，38（2）：309–323.

13. Zesiewicz T A，Greenstein P E，Sullivan K L，et al. A randomized

trial of varenicline（Chantix）for the treatment of spinocerebellar ataxia type 3［J］. Neurology，2012，78（8）：545-550.

14. Romano S，Coarelli G，Marcotulli C，et al. Riluzole in patients with hereditary cerebellar ataxia：a randomised，double-blind，placebo-controlled trial［J］. Lancet Neurol，2015，14（10）：985-991.

15. Egorova P A，Bezprozvanny I B. Molecular mechanisms and therapeutics for spinocerebellar ataxia type 2［J］. Neurotherapeutics，2019，16（4）：1050-1073.

16. Sullivan R，Yau W Y，O'Connor E，et al. Spinocerebellar ataxia：an update［J］. J Neurol，2019，266（2）：533-544.

第二章　功能障碍康复治疗对策

第一节　运动功能障碍康复治疗对策

SCA作为一种罕见的遗传性退行性共济失调疾病，其主要特征是渐进性小脑综合征导致步态异常、协调性差、构音障碍和异常眼动。其中，最初的临床特征是平衡和协调等运动功能的恶化。

一、物理治疗及运动疗法

尽管运动功能康复的结果主要取决于个体的代偿功能和残存的功能水平，但最新的研究表明，姿势、协调和步行训练可以改善SCA患者的共济失调症状。运动训练包含两个阶段：①准备阶段，旨在了解患者自身的身体感知、时空意识、协调、呼吸和简单的运动能力；②操作阶段，患者逐渐学习复杂的运动，并通过重复所学的运动，丰富其感官体验，提高执行策略和预期调节能力。在此基础之上，充足的反馈和持续的本体感觉刺激是必需的。

大多数研究表明，SCA患者的运动恢复和适应涉及突触可塑性（突触是神经细胞间的连接，突触可塑性是指神经细胞间的连接强度可进行调节的特性）。由于诊断方法有限和科学证据较少，对于这一过程是否有助于改善SCA患者的共济失调尚不明确。近十年来的研究显示，针对患有SCA后的运动功能障碍的康复治疗技术主要集中在身体与姿势平衡、肌肉牵伸、肢体和运动协调、本体感觉、步行等运动训练上，例如可采用跪姿对侧抬腿训练身体与姿势平衡（图2.1.1），使用指示物进行步行训练（图2.1.2）。持续不断的运动训练可以长期改善SCA患者的运动功能障碍，然而其维持度不佳，训练一旦停止，患者便会很快失去临床获益，因此建议保持日常训练的习惯。

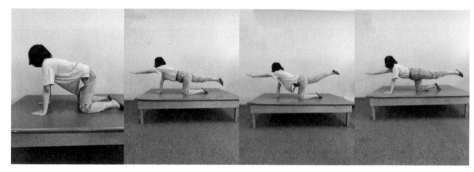

图2.1.1　跪姿对侧抬腿

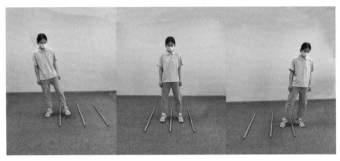

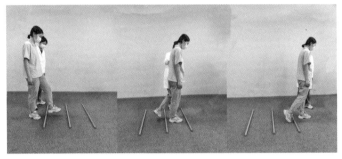

图2.1.2　使用木棍等指示物进行步行训练

二、虚拟现实

虚拟现实（virtual reality，VR）是新兴技术，它允许感官刺激和在特定的康复环境中进行交互操作以实时地执行不同的活动任务，例如玩、行走和操作物品。当感官受到刺激时，它们会产生适当的反应使身体运动和认知行为不断调整。VR训练（图2.1.3）可纳入SCA轻症患者的康复训练方案中。研究发现持续两周的VR训练可提高SCA患者的姿势稳定性、预防跌倒发生，并有助于改善姿势、平衡、行走和协调等方面的功能。

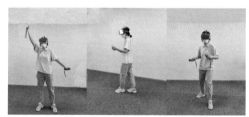

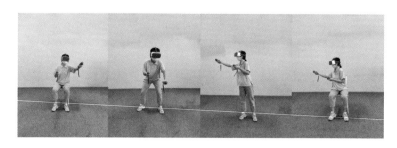

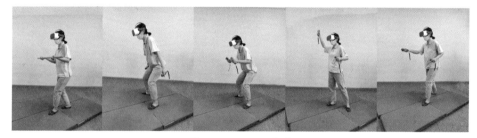

图2.1.3　VR训练

疾病发展不同阶段VR训练的选择：

1. 疾病发展的早期阶段。建议选择协调运动相关的训练，如乒乓球、壁球、羽毛球和滚球类型的训练。这些训练建议在弹性地毯上进行，以进一步提高患者的姿势控制能力和协调能力。

2. 疾病发展的中期阶段。当共济失调变得更严重时，VR训练应与特定运动训练相结合，旨在防止跌倒，改善运动能力、抵抗力、姿势、平衡和肌肉力量。因此建议选择静态和动态平衡训练以及涉及整个身体运动的训练，这些训练甚至可以是通过控制台来执行的游戏（如滑雪和走钢丝）。

3. 疾病发展的后期阶段。对于后期阶段目前没有有效的干预措施。在特定的情况下，部分患者坐位操作的VR训练仍然被推荐使用，同时推荐使用有节奏地增强患者平衡和行走功能的跑步机。

三、姿势训练

姿势不稳是SCA的初始临床特征，会显著影响SCA患者的步态和活动能力。此外，静态和动态平衡功能障碍会增加跌倒的可能性，并有导致骨折和其他并发症的风险。并且，SCA患者本人对跌倒的恐惧常常会导致他们缺乏体育锻炼，社会活动减少，从而产生孤立感。与SCA相关的肢体僵硬是姿势不稳的主要原因。

目前，对于恐惧性姿势不稳（对运动过程中的姿势不稳产生恐惧心理），康复治疗领域中主要基于"运动再学习"理论，采用破坏姿势稳定的反应进行训练。例如使用不稳定的平台或平衡垫进行训练、在不同的姿势中变换［从坐到站（图2.1.4）、从躺着到坐起来、从站立到走起来等］、在站立或步行时抛接物体等。训练方法应充分考虑足部刺激（增加本体感觉的刺激输入）和视觉刺激。

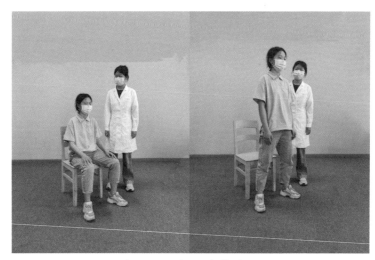

图2.1.4 坐站姿势变换

　　另外，还可采用同时提高肌肉力量和平衡能力的相关训练动作，例如靠墙蹲时投球、单脚靠墙蹲、弓步时换方向、俯卧撑、不同姿势下的抛接球等（图2.1.5及图2.1.6）。

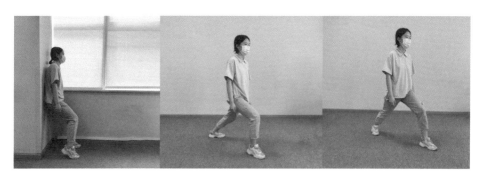

图2.1.5 单脚靠墙蹲和弓步时换方向

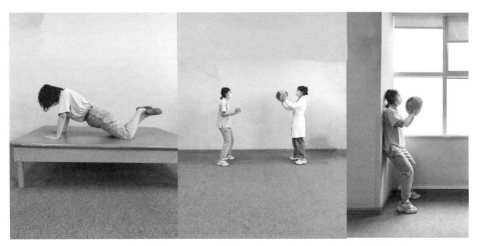

图2.1.6　俯卧撑、不同姿势下的抛接球、靠墙蹲时投球

　　值得注意的是，相关研究发现姿势不稳可能导致患者出现慢性腰背痛。因此，姿势训练的一个重要任务是尽量伸展腰背肌群（图2.1.7），在专业的康复治疗师指导下进行。

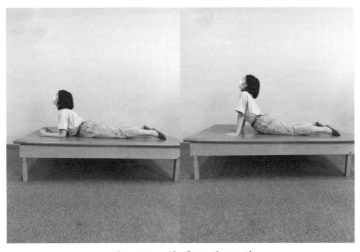

图2.1.7　伸展腰背肌群

四、适应性体育活动

适应性体育活动（adapted physical activity，APA）包括一些团体型的锻炼方式，旨在预防SCA患者残疾并改善患者生活方式、提升患者幸福感和生活质量。例如，患者可以定期走出家门，在小区的锻炼角、公园里进行体育锻炼，该活动可以改善SCA患者的心理状态。在进行APA的过程中，通常会使用简单、灵活、轻便和颜色各异的设备（如松紧带、轻质棍棒、呼啦圈、瓶子、轻量球、墙壁、地毯、镜子和一到两个轻质沙袋）来刺激患者的运动性能、协调能力，甚至可以提升患者康复的动力。此外，研究发现，在训练时为患者播放其喜爱的音乐，可以通过增强积极情绪进一步提升训练效果。

APA包括以下内容：①热身；②中等强度的有氧运动；③力量训练（如每个需要肌肉负重的训练动作重复10次）和肢体活动（如拉伸）；④进行拉伸运动以改善静脉回流和促进体力恢复。

具体方法如下。

1. 热身：多采用全身性活动，2~3个动作。

2. 中等强度的有氧运动：可使用固定的功率自行车，坐位以及站位的动作，避免跑跳。

3. 力量训练：大肌群的负重训练（图2.1.8）。

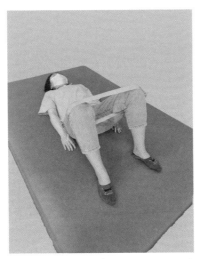

图2.1.8　弹力带抗阻肌力训练

4. 拉伸：腿部拉伸；躯干拉伸，坐位转体运动；手臂拉伸，手臂环转（图2.1.9）。

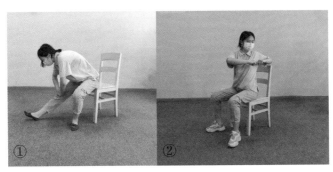

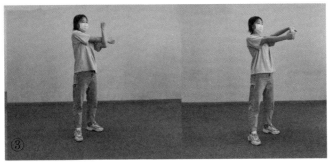

图2.1.9　腿部拉伸、坐位转体运动、手臂拉伸

第二节 自主神经功能障碍康复治疗对策

　　除了运动功能障碍，SCA患者还存在复杂多样却经常被忽略的自主神经功能障碍，包括体位性/进食性低血压、与脑干功能障碍有关的眼球运动异常、大小便症状及出汗障碍等。这些功能障碍在SCA的某些亚型（如SCA1、SCA2、SCA3/MJD、SCA7等）中特别突出。在特殊情况下，自主神经功能障碍可能出现在共济失调之前，甚至可能是该病的主要表现，例如在SCA7患者中视力丧失通常是最初的症状。这些自主神经功能障碍可能与自主神经节及中枢神经通路受损有关。

一、体位性/进食性低血压康复治疗对策

　　SCA患者常出现突然站起时或饭后的血压下降，即体位性/进食性低血压，这会影响患者全身的血液流动。脑血流减少引起的头晕、昏厥是体位性/进食性低血压的代表性症状。

（一）体位转移训练

早期对患者进行体位转移训练可以起到很好的预防作用，如从卧位到坐位或从坐位到站位等训练，以使患者尽早适应这种由身体位置变化引起的症状。从床上坐起时或站立练习时应缓慢，活动一下腿脚后再慢慢地坐起或起立，可以缓解症状的发作。坐位训练时还应训练患者的坐位平衡及耐力（不仅要能"坐"，还要"坐得稳、坐得久"）。在体位转移过程中，患者躯干要整体活动，不能扭曲转动（也就是身体不能像拧毛巾那样扭动）。练习过程中如出现头晕等低血压症状，患者可马上平躺，一般很快能恢复正常。

体位转移过程中的错误动作示范见图2.2.1。

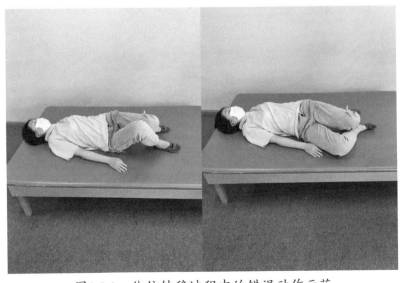

图2.2.1 体位转移过程中的错误动作示范

（二）注意日常体位

日常生活中应避免突然站起、坐起等，平卧时应当适当地抬高头部或床头抬高10°～30°。患者从床边坐起前可先在床上做四肢的等张运动训练，主要以下肢为主，如踝泵训练（图2.2.2）等。嘱患者用力、缓慢地向上勾脚及向下绷脚，注意要在勾脚及绷脚动作的末端维持5秒，每组训练中患者可做10次勾脚及绷脚动作，每天做10组。利用肌肉的泵血功能，促进身体的血液流动。此外，患者站起前最好先坐几分钟。

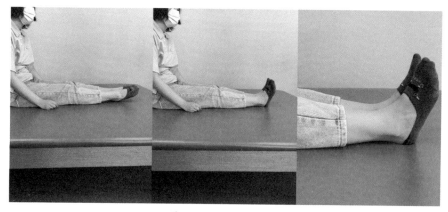

图2.2.2　踝泵训练

（三）运动

患者应适度进行有氧运动及耐力训练（如慢跑、跳绳等）、倾斜性训练（在保证安全的前提下，改变身体倾斜的角度）等，但需注意训练强度不能过大，以避免患者出现低血压。

（四）按摩

日常可由患者自己或家属对患者的肢体进行按摩，应沿远心端向近心端方向进行（如从手到上臂、从脚到大腿等），以避免血液过多积聚于手脚。

（五）其他

患者可穿戴有弹力的紧身裤或长袜、腹带等，以促进身体血液回流，预防体位性/进食性低血压。

二、眼球运动障碍康复治疗对策

大多数SCA患者会出现眼球运动障碍，表现为双眼粗大眼震，少数患者会出现下跳性眼震，明显时可能会出现视物模糊等症状，严重时可导致患者睁眼困难。若患者眼震过于频繁，可能会引发头晕。此外，部分SCA患者也会出现视神经萎缩、视网膜色素变性，以致视野缺损、视力减退或丧失，给患者生活和工作带来极大的不便。

（一）眼肌运动训练

患者可以坐着或躺着，头摆正。家属可拿一支笔放在患者的正前方，告诉患者："头不动，眼睛跟着笔动。"然后家属可将笔向八个方向（上、下、左、右、左上、左下、右上、右下，可以在列出的方向随机进行训练）分别缓慢移动。注意，每次向一个方向移动后应在末端停留3～5秒，让患者盯住笔。然后，家属操纵笔先缓慢回到初始位置，再向下一个方向移动。每次训练结束后应指导患者闭目转动眼球30～50次。若患者在过程中出现头晕、恶心等不适症状，应立即停止训练，卧床休息，直至不适症状缓解或消失。

眼肌运动训练见图2.2.3。

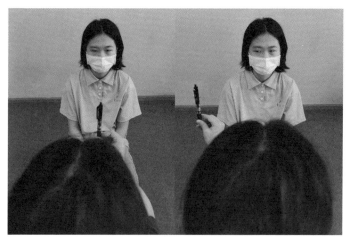

图2.2.3　眼肌运动训练

（二）眼球诱导训练

嘱患者双眼持续注视前方物体，锻炼眼球的注视能力；嘱患者双眼"盯紧"活动中的目标物，如运动中的球、行驶的车辆等，锻炼眼球追随能力；嘱患者用眼睛快速"找到"目标物，如在阅读时将眼睛从一行文字快速转移到另外一行文字，锻炼眼球扫视能力；嘱患者"盯住"目标物并不断改变目标物与患者间的距离，锻炼眼球调节能力；通过不断调节前方多个物体的位置带动患者两只眼球集合、散开，以锻炼眼球聚散能力。

眼球诱导训练见图2.2.4。

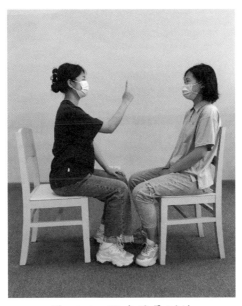

图2.2.4　眼球诱导训练

（三）手眼协调能力训练

指导患者完成在纸上画直线、搭积木或完成穿衣、洗漱等任务。根据患者的能力，逐步增加任务难度（从简单到困难）。

三、大小便功能障碍康复治疗对策

SCA患者常会出现大小便功能障碍。排尿障碍主要表现为患者会频繁地上厕所（尿频），憋急了有时会失禁，但有时反而很难排出尿（尿闭），不同个体的功能障碍程度有差别，且上述功能障碍常组合出现。排便障碍主要表现为患者肠道运动不稳定，常出现便秘、腹泻或两者反复的情况。

（一）膀胱功能训练

可用手按揉膀胱3~5分钟，然后由患者脐下3厘米的位置开始，用手沿中线向下边移动边深按压（不可太过用力），同时嘱患者进行如下动作帮助尿液排出：患者坐起，身体往前，屏气，用力做排便动作，从而增加腹压，帮助尿液排出，锻炼患者的排尿能力。

膀胱功能训练见图2.2.5。

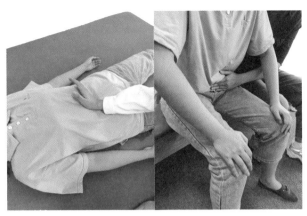

图2.2.5　膀胱功能训练

（二）凯格尔运动

可借助凯格尔运动训练盆底肌群。患者平躺，双膝弯曲，收缩臀部的肌肉向上提肛，保持盆底肌肉收缩5秒，或用双膝夹住球，轻轻夹紧，然后慢慢地放松。休息5～10秒后，重复收缩运动。将球放在腹部，屈膝夹住球，慢慢仰起上半身，与腹部一起挤压球。

凯格尔运动见图2.2.6。

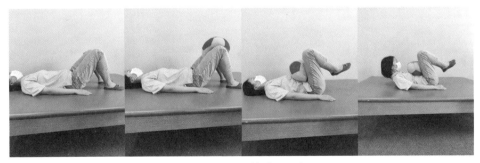

图2.2.6　凯格尔运动

（三）辅助器具

患者可借助辅助器具（如便携式厕所、特殊的尿容器等）完成排尿及排便动作。

（四）养成良好的生活习惯

建议患者清淡饮食，避免辛辣、刺激性、寒性食物，多吃水果和蔬菜，改善饮食结构。戒烟戒酒，不要过度劳累。同时，适当运动，不断增强体质，以提高免疫功能。

四、出汗障碍康复治疗对策

SCA患者的自主神经功能障碍之一是出汗障碍，由患者体温无法正常调节所致。出汗是人体维持体温恒定的方式之一，与环境温度有关。SCA患者即使在夏天很炎热的时候也不出汗（无汗）。当排汗减少时，患者体温升高，因此SCA患者的体温较正常人更易升高。作为对出汗减少部位的代偿，身体其他部位的出汗量需要增加，才能维持整个身体的体温正常。如果全身出汗减少（特别是夏季），患者会因热量滞留在体内无法散发出去而致体温上升，严重时出现发热症状，需要使用空调将室温维持在适当的温度（25℃左右），同时使用被子和毛巾等对体温进行控制也很重要。

（一）运动训练

患者应坚持进行适度的运动训练，维持血压稳定，并增强体质。

（二）中医药

可借助中医（针灸）及中药等进行调理，具体调理方案谨遵医嘱。

（三）其他

每日应保证喝足量的水，若出现出汗较多的情况，则可适当饮用淡盐水，但睡前1小时不建议大量饮水。

第三节　心肺功能障碍康复治疗对策

SCA患者早期常不会出现明显的心肺功能障碍。然而，在日常生活中，SCA患者常常由于运动功能障碍而选择制动（想着"既然动不了，那就不动了"），以致出现被称为"废用综合征"的各种障碍（如心肺功能退化，表现为患者耐力下降）。此外，SCA患者还可能出现肺部感染、压疮（皮肤因长时间受压而造成颜色变化，甚至溃烂）、呼吸系统功能障碍等并发症，甚至会危及生命。

心肺功能障碍康复治疗对策如下。

一、运动训练

建议患者在家属陪同下每天进行30分钟中等强度的运动，有氧运动和耐力训练相结合。具体运动强度根据患者情况制定，遵循循序渐进、适度适量的原则。

二、肺功能训练

辅助患者进行深呼吸训练以扩张肺部，以及咳嗽训练。患者深吸气后咳嗽，同时家属可辅助按压患者胸壁（双手分别按压两边肋骨）或腹壁（双手分别按压两侧腰部偏上的位置），协助患者练习咳嗽动作，以预防压疮和肺部感染等并发症（图2.3.1和图2.3.2）。此外，也可让患者练习吹气球，以锻炼肺活量。可根据患者功能状态设置每天的运动目标，以激励患者完成。

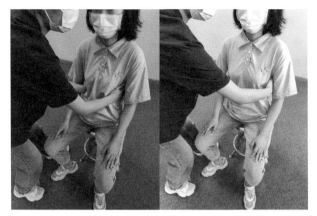

图2.3.1　咳嗽训练（辅助按压胸壁）

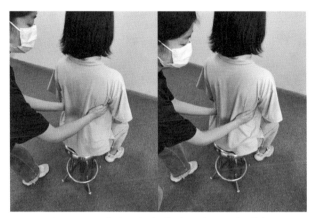

图2.3.2　咳嗽训练（辅助按压腹壁）

三、其他

对于有吞咽困难、饮水呛咳的患者，日常进食可能引起患者出现吸入性肺炎（刺激物被"呛"到气管里，进而引发肺炎）。这类患者应在医生指导下必要时用鼻胃管或者进行胃造口进食，以避免吸入性肺炎。

第四节　言语功能障碍康复治疗对策

　　SCA患者首发症状多样，言语功能障碍是常见的首发症状之一。SCA患者的言语功能障碍的主要特点表现为运动性构音障碍（dysarthria）。人体构音器官见图2.4.1。脊髓小脑病变导致构音器官肌肉麻痹、收缩力减弱和运动不协调，从而使患者的发音韵律失常，讲话清晰度、流畅性和可理解性下降。患者在交流过程中表现为发音不清楚、语速变慢、声音变低、伴有呼吸音等。

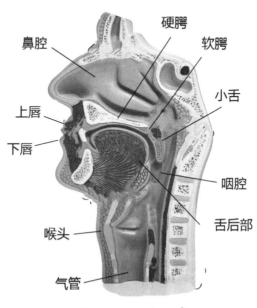

图2.4.1　构音器官

家属根据患者自身的能力和需求，指导患者进行居家锻炼，提高患者的语言能力。家属可指导患者完成以下训练，改善患者对构音器官的运动控制能力。

言语功能障碍康复治疗对策如下。

一、放松训练

通过放松躯干和四肢的肌肉，可使咽喉部的肌肉也得到放松。患者取坐位，双手自然放于双腿上，首先放松臀部和下肢，其次放松躯干，然后放松肩部和上肢，最后放松头颈部。可采用等长或等张肌肉收缩的方式放松各个部位，每个动作持续3~5秒。等长收缩是指肌肉收缩时保持长度不变，而等张收缩是指肌肉所受的力的大小不变而肌肉的长度发生改变。比如拿起和放下手机或拿起和放下水瓶（图2.4.2）时，相关肌肉做了等张收缩；维持固定看手机的姿势，相关肌肉则做了等长收缩。

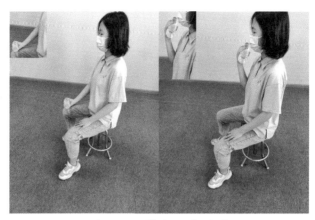

图2.4.2　等张肌肉收缩

二、呼吸训练

通过呼吸训练可以改善患者讲话时对气流的控制能力，利用呼吸技巧提高语音质量。患者取坐位，双手自然放于双腿上，平静呼吸时延长呼吸时间来达到放松目的，通过用鼻子吸气、用口呼气、延长呼气时间，改善胸廓活动度，提高肺活量。双上肢伴随呼吸节奏进行节律运动，呼吸动作要与上肢动作协调。

具体操作：吸气时双上肢上举，呼气时双上肢放下；吸气时和呼气时可由家属在腹部（肚脐上方）施加阻力，促进膈肌和腹部肌肉的收缩，改善呼吸肌力量和协调性。

三、构音器官运动训练

通过构音器官运动训练可提高构音器官的运动协调性。可采用冰刺激面部、软腭等方式进行感觉刺激。采用辅助工具（如吸舌器）训练舌的灵活性，如前伸、左右摆动、环形运动以及舌的牵拉和抗阻训练等。通过口唇运动训练提高口颜面的运动功能，如张口、闭口、缩唇、鼓腮、下颌前伸及侧方移动等。

四、发音练习

发元音、辅音"a、o、e、i、u、ü、b、p、m、f"等练习，单词、断句练习。

五、语言节奏和语音语调的练习

通过语言节奏和语音语调的练习可提高患者语言的清晰度和准确性。若因语速较快而导致言语不清，家属可提醒患者在交流时降低语速，通过降低语速使每一个字的发音变得清晰，从而增加语言的可理解性。可着重练习重音和语调，使语言更加自然，如在节拍器或用手指敲击桌面的提示下数数或朗诵古诗等。

六、代偿性交流方式训练

推荐重度言语功能障碍的SCA患者进行代偿性交流方式训练，通过掌握代偿性交流方式提高患者的日常交流能力。例如进行手势等动作语言练习，将日常生活内容通过手势等动作语言转换，可以提高患者交流的效率；借助卡片进行交流，将日常生活内容以卡片的形式呈现，不同的场景做成不同的卡片，同样可以促进患者的交流；利用书写板或手机等数字终端产品进行交流。

通过手势进行代偿性交流见图2.4.3。

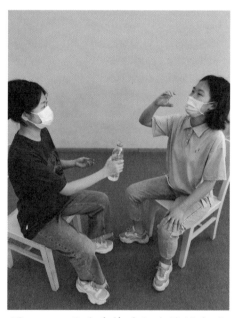

图2.4.3　通过手势进行代偿性交流

第五节　吞咽功能障碍康复治疗对策

SCA患者常伴有吞咽功能障碍，主要表现为与吞咽相关的口咽肌肉协调性下降。部分SCA患者在共济失调前就会出现一定的吞咽功能障碍，常见的症状为咽反射减退、舌运动障碍。研究表明，随着时间推移，患者的吞咽功能障碍会逐渐加重，并可能因气管支气管吸入性肺炎或营养不良而导致死亡。不同亚型的SCA的吞咽功能障碍程度不一。

吞咽功能障碍康复治疗对策如下。

一、口腔训练

口腔训练是恢复吞咽功能的基础，通过口腔运动和感觉训练可以改善患者的咀嚼功能、舌的感觉及运动功能。对于口颜面存在感觉及运动障碍的SCA患者，应及早进行口颜面训练（图2.5.1）及感觉功能训练，早期适当的康复训练可以延缓患者的病情进展，改善患者的口腔期吞咽功能。口腔训练包括冷刺激、口面部振动刺激、口腔运动训练等。

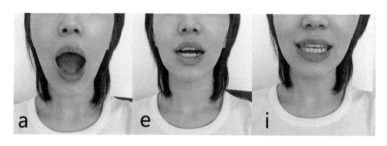

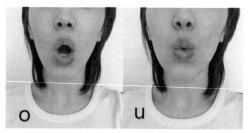

图2.5.1　口颜面训练

1. 冷刺激：临床上常用的较为方便的训练方法，可使用冰棉签刺激或用冰水漱口，推荐居家SCA患者采用冷刺激改善口腔感觉功能。刺激的部位主要为悬雍垂周围的软组织，包括软腭、腭弓、咽喉部及舌后部。动作应尽量轻柔，尽量不引起患者的不适。每个部位可以停留3~5秒，上下、左右、前后交替进行，具体刺激时长以患者能耐受为度。

口腔内结构见图2.5.2。

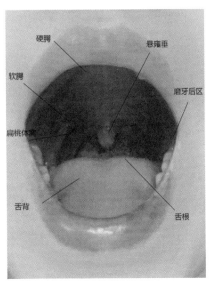

图2.5.2 口腔内结构

2.口面部振动刺激：使用振动棒（可使用电动牙刷替代）刺激口腔的颊部、舌、上颚等部位，通过对这些部位的振动刺激，改善口面部的运动协调能力。推荐SCA患者采用口面部振动刺激改善口面部感觉及运动能力。

3.口腔运动训练：口颜面训练、舌运动训练、喉咽部运动训练等。通过强化唇、舌、上下颌部位肌肉的运动控制、稳定性、协调性及力量，改善患者的咀嚼功能。推荐居家SCA患者或家属使用舌肌康复训练器牵拉舌肌，并辅助舌肌进行灵活性训练等。

二、吞咽技巧训练

适当的吞咽技巧能够帮助患者更好地完成进食，预防呛咳。当患者出现明显的吞咽困难时，误吸和呛咳的发生率会显著升高，可以通过适当的康复训练改善患者的吞咽功能，减少误吸和呛咳，提高吞咽的安全性和有效性。常用的方法有门德尔松吞咽法、声门上吞咽法、用力吞咽法等。

此外，还可以通过调整吞咽姿势改善患者的吞咽功能。可通过吞咽造影观察患者最有效的吞咽姿势，在日常进食中可以采用该吞咽姿势进行吞咽功能训练，从而逐渐恢复正常的吞咽功能。

三、代偿性治疗方法

对伴有严重吞咽困难的SCA患者，推荐使用代偿性治疗方法。通过调整食物的性状，如使用增稠剂改变液体的黏稠度，帮助患者完成吞咽过程，减少误吸和呛咳。指导患者正确地使用进食辅助工具，适当的辅助工具有助于患者顺利完成进食。

对完全无法经口进食安置胃管的患者，家属或护理人员要做好胃管护理。进食前家属应注意食物的调配，以免堵住胃管。注意对食物温度、注食速度、进食次数的把控，以免造成损伤等。此外，还应注意防止胃管脱落。

四、居家吞咽训练

伴有吞咽功能障碍的SCA患者可以通过学习一些简单的训练技巧，在家里进行吞咽训练。经过反复训练，患者的吞咽功能可以得到改善。

常用的方法如下。

1. 整个身体放松：患者取坐位活动肩部，包括耸肩运动、肩关节环转运动，可以结合呼吸同时训练。

2. 头颈部活动：保持肩膀及躯干不动，头部左右旋转（往左右看）、左右侧屈（耳朵尽可能靠近肩膀）、低头仰头等。

3. 下颌活动：主要是下颌的张合运动和左右运动。张合运动是指患者用力张大嘴巴，维持10秒后放松；左右运动是指张开嘴巴，下颌左右移动。

4. 面部运动：露齿、鼓腮、缩唇等运动。露齿即患者做微笑动作，尽量把牙齿露出来；鼓腮即嘴巴闭紧，鼓起两腮，保持不漏气；缩唇就是把嘴唇撅起。

5. 舌运动：舌头的前后、上下、左右运动。前后运动就是把嘴张开，用力把舌头伸出口外保持3～5秒后缩回；上下运动就是伸出舌头，先舔上唇，然后舔下唇，反复训练；左右运动就是伸出舌头，舔至一侧嘴角，然后舔向另一侧，反复训练。

6. 发音训练：双手对撑，用力发长音"衣"10秒，然后放松，反复训练。

以上每个动作训练时需要维持5～10秒，重复10～20次。

五、居家口腔护理

伴有吞咽功能障碍的患者往往存在唾液分泌减少、口腔自净能力下降、食物残渣存留、定植菌不能被有效清除等问题，这是误吸所致吸入性肺炎的重要影响因素。因此，需要采取切实有效的措施保障口腔卫生。每次进食结束后患者应及时清洁口腔，可以采用漱口方法。在口腔及吞咽功能差时，水进入口腔后吐出比较困难，每次含漱水量要少些，采用专用漱口杯，身体尽量取前倾姿势，饮水后向左右摆动头部两下，张口让水自然流出。唇不能闭合时，水含在口中会立刻顺嘴流出，此时要及时用手指将口唇闭拢，让患者做漱口动作。当面颊有残留食物不易清理时，可以用牙刷或棉签帮助清洗。

第六节　睡眠功能障碍康复治疗对策

睡眠功能障碍的症状包括惊醒、多梦等，影响入睡或使患者正常睡眠困难。患有睡眠功能障碍的人群常有疲乏、精神不振、精力不足、懒惰、嗜睡、记忆减退、烦躁不安、注意力下降和集中困难等症状，更甚者出现频繁的意外。

目前，睡眠功能障碍主要以药物治疗为主。康复治疗策略包括认知-行为干预，即针对睡眠功能障碍的病因，对患者的睡眠行为及不合理的认知观念进行纠正，进而消除条件觉醒、减轻焦虑抑郁情绪，从而改善睡眠。此外，康复治疗策略还包括放松疗法、音乐疗法、重复经颅磁刺激等。

不宁腿综合征在睡眠功能障碍患者中常见，患者表现为控制不住地想动腿，睡觉或休息时双腿出现不适，感觉发凉、酸胀、困麻，好像有蚂蚁在爬等，感觉无论双腿怎么摆放都不舒服。这个时候只有不停地活动下肢，如下床走动，或者按摩、捶打下肢，症状才能有所减轻，但是一躺到床上，上述症状会再次出现或加重。有些患者睡着时腿部还会不由自主地抖动。

虽然不宁腿综合征对生命没有危害，但却严重影响患者的生活质量，容易导致患者失眠、焦虑，由于夜间睡眠不佳，会造成日间嗜睡，工作能力下降，甚至会引发其他疾病。在康复治疗方面，建议患者在每晚腿部不适症状发生前穿戴气动压缩装置。重复经颅磁刺激、经颅电刺激、使用振动垫等物理治疗也可帮助改善夜间睡眠质量和缓解情绪障碍。一些日常策略也是有帮助的，包括睡前热水泡脚，还可以用手搓脚心、按摩双腿等；白天适当运动，比如散步、慢跑、踢腿等；少喝咖啡、戒烟、少饮酒。症状严重者需要根据医嘱进行药物干预。

参考文献

1. Yap K H, Azmin S, Che Hamzah J, et al. Pharmacological and non-pharmacological management of spinocerebellar ataxia: a systematic review [J]. J Neurol, 2022, 269（5）: 2315-2337.

2. Lanza G, Casabona J A, Bellomo M, et al. Update on intensive motor training in spinocerebellar ataxia: time to move a step forward? [J]. J Int Med Res, 2020, 48（2）: 300060519854626.

3. Roemmich R T, Bastian A J. Closing the loop: from motor neuroscience to neurorehabilitation [J]. Annu Rev Neurosci, 2018, 41（1）: 415-429.

4. Harris-Love M O, Siegel K L, Paul S M, et al. Rehabilitation management of Friedreich ataxia: lower extremity force-control variability and gait performance [J]. Neurorehab Neural Re, 2004, 18（2）: 117-124.

5. Pérez-Avila I, Fern á ndez-Vieitez J A, Mart í nez-G ó ngora E, et al. Effects of a physical training program on quantitative neurological indices in mild stage type 2 spinocerebelar ataxia patients [J]. Rev Neurol, 2004, 39（10）: 907-910.

6. Santos G, Zeigelboim D B S, Severiano M, et al. Feasibility of virtual reality-based balance rehabilitation in adults with spinocerebellar ataxia: a prospective observational study [J]. Hearing Balanc Commu, 2017, 15（4）: 244-251.

7. Levac D, Espy D, Fox E, et al. "Kinect-ing" with clinicians: a knowledge translation resource to support decision making about video game use in rehabilitation [J]. Phys Ther, 2015, 95（3）: 426-440.

8. Fonteyn E M, Keus S H, Verstappen C C, et al. Physiotherapy in degenerative cerebellar ataxias: utilisation, patient satisfaction, and professional expertise [J]. Cerebellum, 2013, 12（6）: 841-847.

9. Marquer A, Barbieri G, Pérennou D. The assessment and treatment of postural disorders in cerebellar ataxia: a systematic review [J]. Ann Phys Rehabil Med, 2014, 57（2）: 67-78.

10. Horak F B, Henry S M, Shumway-Cook A. Postural perturbations: new insights for treatment of balance disorders [J]. Phys Ther, 1997, 77（5）: 517-533.

11. Teixeira-Machado L, Araujo F M, Cunha F A, et al. Feldenkrais method-based exercise improves quality of life in individuals with Parkinson's disease: a controlled, randomized clinical trial [J]. Altern Ther Health Med, 2015, 21 (1): 8-14.

12. Reid G, Bouffard M, MacDonald C. Creating evidence-based research in adapted physical activity [J]. Adapt Phys Activ Q, 2012, 29 (2): 115-131.

13. Mandolesi L, Polverino A, Montuori S, et al. Effects of physical exercise on cognitive functioning and wellbeing: biological and psychological benefits [J]. Front Psychol, 2018 (9): 509.

14. Warburton D E, Nicol C W, Bredin S S. Health benefits of physical activity: the evidence [J]. CMAJ, 2006, 174 (6): 801-809.

15. Milewska D, Piłkowska E, Jakubowska T, et al. Clinical picture of spinocerebellar ataxia type I (SCA1) [J]. Neurol Neurochir Pol, 2001, 35 (6): 993-1011.

16. Indelicato E, Fanciulli A, Ndayisaba J P, et al. Autonomic function testing in spinocerebellar ataxia type 2 [J]. Clin Auton Res, 2018, 28 (3): 341-346.

17. Seyer L A, Galetta K, Wilson J, et al. Analysis of the visual system in Friedreich ataxia [J]. J Neurol, 2013, 260 (9): 2362-2369.

18. Takazaki K A G, Rezende T J R, Martinez A R M, et al. Sudomotor dysfunction is frequent and correlates with disability in Friedreich ataxia [J]. Clin Neurophysiol, 2018, 129 (11): 2290-2295.

19. Xiong E, Lynch A E, Corben L A, et al. Health related quality of life in Friedreich Ataxia in a large heterogeneous cohort [J]. J Neurol Sci, 2020 (410): 116642.

20. Jang M, Kim H J, Kim A, et al. Urinary symptoms and urodynamic findings in patients with spinocerebellar ataxia [J]. Cerebellum, 2020, 19 (4): 483–486.

21. Sánchez-Cruz G, Velázquez-Pérez L, Gómez-Peña L, et al. Dysautonomic features in patients with Cuban type 2 spinocerebellar ataxia [J]. Rev Neurologia, 2001, 33 (5): 428–434.

22. Ingall T J, McLeod J G. Autonomic function in Friedreich's ataxia [J]. J Neurol Neurosur Ps, 1991, 54 (2): 162–164.

23. Brusse E, Brusse-Keizer M G, Duivenvoorden H J, et al. Fatigue in spinocerebellar ataxia: patient self-assessment of an early and disabling symptom [J]. Neurology, 2011, 76 (11): 953–959.

24. Indelicato E, Fanciulli A, Ndayisaba J P, et al. Autonomic function testing in Friedreich's ataxia [J]. J Neurol, 2018, 265 (9): 2015–2022.

25. Vogel A P, Folker J, Poole M L. Treatment for speech disorder in Friedreich ataxia and other hereditary ataxia syndromes [J]. Cochrane Db Syst Rev, 2014 (10): Cd008953.

26. Schalling E, Hartelius L. Speech in spinocerebellar ataxia [J]. Brain Lang, 2013, 127 (3): 317–322.

27. Chien H F, Zonta M B, Chen J, et al. Rehabilitation in patients with cerebellar ataxias [J]. Arq Neuro-Psiquiat, 2022, 80 (3): 306–315.

28. Félix E, Gimenes A C, Costa-Carvalho B T. Effects of inspiratory muscle training on lung volumes, respiratory muscle strength, and quality of life in patients with ataxia telangiectasia [J]. Pediatr Pulm, 2014, 49 (3): 238-244.

29. Vogel A P, Stoll L H, Oettinger A, et al. Speech treatment improves dysarthria in multisystemic ataxia: a rater-blinded, controlled pilot-study in ARSACS [J]. J Neurol, 2019, 266 (5): 1260-1266.

30. Lowit A, Cox J, Loucas M, et al. Clear speech together: a rater blinded, single, controlled feasibility study of speech intervention for people with progressive ataxia [J]. Cerebellum, 2023, 22 (5): 865-876.

31. Vogel A P, Keage M J, Johansson K, et al. Treatment for dysphagia (swallowing difficulties) in hereditary ataxia [J]. Cochrane Database Syst Rev, 2015, 2015 (11): Cd010169.

32. Vogel A P, Magee M, Torres-Vega R, et al. Features of speech and swallowing dysfunction in pre-ataxic spinocerebellar ataxia type 2 [J]. Neurology, 2020, 95 (2): e194-e205.

33. Krekeler B N, Rowe L M, Connor N P. Dose in exercise-based dysphagia therapies: a scoping review [J]. Dysphagia, 2021, 36 (1): 1-32.

34. 窦祖林，郭铁成，唐志明，等. 中国吞咽障碍评估与治疗专家共识（2017年版）[J]. 中华物理医学与康复杂志, 2018, 40 (1): 1-10.

35. Corben L A, Lynch D, Pandolfo M, et al. Consensus clinical management guidelines for Friedreich ataxia [J]. Orphanet J Rare Dis,

2014，9（1）：184.

36. Balou M，Herzberg E G，Kamelhar D，et al. An intensive swallowing exercise protocol for improving swallowing physiology in older adults with radiographically confirmed dysphagia［J］. Clin Interv Aging，2019（14）：283–288.

第三章　认知功能训练及心理疗法

第一节　认知功能训练

一、简易工具或情景模拟训练

1. 注意力训练：让患者注意某一不断移动的光源或"目标物"；给患者提出一个具体的时间，如"15秒"，让患者心里默数，觉得时间到了就举手或说出来，等等。

2. 记忆力训练：让患者快速阅读一篇短文并马上背出，过一段时间，再让患者背一次，重复这一过程；列举一串数字，让患者记住并背出，如果患者能较容易地做到，可让患者试着倒背，等等。

3. 计算力训练：设计一些与日常生活有关的内容让患者进行计算，如模拟超市购物、餐馆点餐等。

4. 思维推理训练：安排与日常生活有关的问题让患者解决，比如排列顺序、物品分类、分发食物、安排行程等。

5. 矫正治疗：对于有失用症和失认症的患者进行相关的矫正治疗。如果患者没有完成动作或认出事物，可在患者做动作前给患者一些"刺激"，比如带着患者先感受"上和下"等空间位置，仔细触摸接下来的训练里需要用到的东西，让患者想象或观摩正确的动作是怎么完成的。尽量不用语言来纠正，应握住患者的手帮助其完成，并随着患者动作做得越来越好而逐渐减小帮助的程度。日常生活活动能力训练尽可能在相应的时间、地点和场景进行，对于缺失的能力重复训练，加强反馈。

二、计算机技术训练

1. 计算机辅助训练：认知训练软件、电脑游戏等。通过结合专业的训练方法和富有趣味性的游戏，在保证治疗效果的同时让患者不感觉枯燥。

2. VR技术：创造沉浸式虚拟环境以取代过去烦冗的现实环境设置，向患者提供持续而迅速的反馈，这些反馈可增强患者的治疗积极性。

三、无创脑刺激技术

1. 重复经颅磁刺激（repetitive transcranial magnetic stimulation，rTMS）：重复经颅磁刺激有节律地重复提供系列脉冲，调节神经活动和皮质兴奋性。

2. 经颅直流电刺激（transcranial direct current stimulation，tDCS）：经颅直流电刺激通过阳极和阴极在头皮上施加弱电流来改变皮质兴奋性，增加或减少神经元电活动。

第二节　心理疗法

心理问题在SCA患者中很常见，患者可能由于自己的运动和沟通能力受限、没有得到足够的社会关注、生活不能自理而感受到来自家人和社会的压力等，产生精神疲劳、神经过敏（外界的一点小刺激就会引起患者极大的情绪反应）、厌食、头痛、睡眠功能障碍等症状，导致强烈的焦虑和抑郁，需要多学科专家提供专业的治疗。

一、支持性心理治疗

用劝导、启发、鼓励、支持、解释、积极暗示、提供保证和改变环境等方法，帮助患者表述自己的心理和认知问题，消除疑虑、改善心境、矫正不良行为，增加战胜疾病的信心，从而促进身心康复。

二、家庭治疗

将家庭作为一个整体进行心理治疗，治疗者通过与某一家庭中全体成员有规律的接触或交谈，促使家庭"发生变化"，并通过家庭成员影响患者，促使患者症状减轻或消除。

三、放松训练

通过自我调整训练，由身体放松进而使整个身心放松，以对抗由心理应激引起交感神经兴奋的紧张反应，从而达到消除心理紧张和调节心理平衡的目的。放松训练主要包括渐进性放松、自生训练、瑜伽、超觉静默、放松反应、想象放松、生物反馈训练等。以渐进性放松为例，需要在安静的环境中，用轻柔、愉快的声音给患者进行治疗语言引导。给予口令，先让患者找到舒服的姿势后闭上眼睛，通过给予肢体适度的阻力（推、拉等）或让患者自行做"对抗"动作（握拳等），让患者感受到"紧张"，再让患者配合深呼吸逐渐放松（图3.2.1）。重复上述步骤对身体各部分肌群进行放松，最后睁开眼睛。每天1～2次，每次15分钟左右。

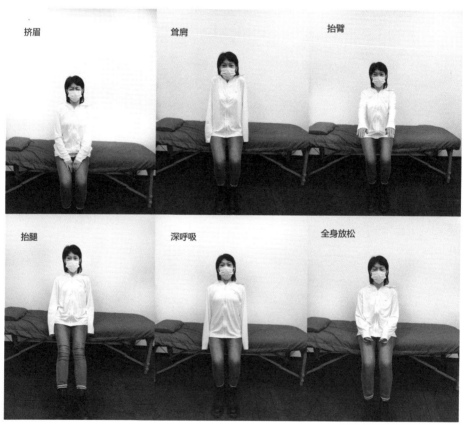

图3.2.1　放松疗法

四、认知治疗

这是根据认知过程影响情感和行为的理论假设，通过认知行为技术来改变患者不良认知的一类心理治疗方法的总称，如理性情绪疗法，促使患者认识到自己的不合理信念及这些信念的不良情绪后果，通过修正这些潜在的非理性信念，最终获得理性的信念以及良好的情绪。

五、行为治疗

以行为学习理论为指导，设计某些特殊的治疗程序，通过条件反射作用来消除或矫正异常的行为或生理功能。行为治疗包括系统脱敏法、厌恶疗法、行为塑造法、代币疗法、暴露疗法。注意，系统脱敏法一般仅对较轻的恐惧症有效，而暴露疗法则常用于治疗严重恐惧的患者。

六、催眠治疗

治疗者运用催眠手段，将患者引入催眠状态，在这种特殊心理与生理状态下，通过治疗者特定的暗示指导语来达到治疗目的，可用于缓解和治疗焦虑、恐惧、抑郁，以及失眠、头痛和强迫等症状，同时，也可用于帮助患者分析心理病因，矫正不良行为，以及健全人格等（图3.2.2）。

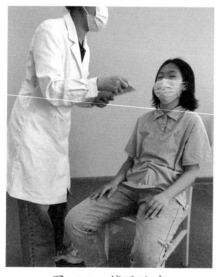

图3.2.2　催眠治疗

七、药物治疗

丁螺环酮和坦度螺酮是抗焦虑和抗抑郁药物。碳酸锂可作为抑郁患者的情绪稳定剂，但用锂治疗SCA患者可能会加重病情，即使是在可接受的水平。由于锂的治疗窗口狭窄且个体反应不同，因此难以预测使用的剂量是否会产生毒性。具体用药方案请谨遵医嘱。

参考文献

1. Wang R Y, Huang F Y, Soong B W, et al. A randomized controlled pilot trial of game-based training in individuals with spinocerebellar ataxia type 3 [J]. Sci Rep, 2018, 8 (1): 7816.

2. Grimaldi G, Argyropoulos G P, Boehringer A, et al. Non-invasive cerebellar stimulation——a consensus paper [J]. Cerebellum, 2014, 13 (1): 121-138.

3. Tan E K. Autosomal dominant spinocerebellar ataxias: an Asian perspective [J]. Can J Neurol Sci, 2003, 30 (4): 361-367.

4. Chen Y S, Hong Z X, Lin S Z, et al. Identifying therapeutic targets for spinocerebellar ataxia type 3/machado-joseph disease through integration of pathological biomarkers and therapeutic strategies [J]. Int J Mol Sci, 2020, 21 (9): 3063.

5. Saute J A, De Castilhos R M, Monte T L, et al. A randomized, phase 2 clinical trial of lithium carbonate in Machado-Joseph disease [J]. Mov Disord, 2014, 29 (4): 568-573.

6. Schneider M A, Smith S S. Lithium-induced neurotoxicity: a case study [J]. J Neurosci Nurs, 2019, 51 (6): 283-286.

第四章 营 养

第一节 饮食管理

因为研究不足，所以关于SCA患者的营养推荐尚无定论。此外，这种疾病有多种不同基因分型，所以经验总结性的策略可能对一部分患者有效，而对另一部分患者不起作用。因此，在进行任何饮食结构更改之前，请务必咨询医生及营养师，了解清楚有关营养品和补充剂的信息。在考虑营养补充时，常量营养素（蛋白质、脂肪和碳水化合物）和微量营养素（矿物质和维生素）都很重要。

对于SCA患者建议均衡饮食，多吃新鲜水果和蔬菜，保证维生素与膳食纤维的摄入，同时保证优质蛋白质的摄入，以维持一定的肌肉含量，防止体重减轻和肌肉量减少。有证据表明，低体质指数（body mass index，BMI）与SCA3的致病基因表达有关，体重减轻可能对

SCA3的发病有重要影响，因此建议维持标准的BMI。

一、有益食物

1. 复合碳水化合物，如豆类、淀粉类蔬菜、大米、意大利面和含糖少的水果。这些食物不像简单的碳水化合物那样迅速进入血液，能帮助人们增强饱腹感，有更多的能量。

2. 瘦肉、家禽（比如鸡肉、鸭肉等）和鱼类，提供蛋白质，没有太多脂肪。

3. 新鲜的水果和蔬菜提供膳食纤维，使排便更容易。

4. 足量的水，每天至少喝6杯水，共计不少于1200毫升。

5. 对于某些人来说，采用无麸质饮食可能有助于健康。可以进行确定麸质耐受性的测试。

二、尽量避免的食物

1. 简单的碳水化合物，一般是精制面粉和糖制品或者果糖含量高的产品，如白面包、松饼、馅饼、蛋糕、饼干、果酱、果冻、不加糖和加糖的果汁、红糖和玉米糖浆等。

2. 加工或腌制的肉类和鱼类，如香肠，含有硝酸盐和亚硝酸盐。

3. 含防腐剂的食物。

三、谨慎对待的食物

某些食物可能会增加头晕的风险和导致缺乏平衡感。由于行走时协调困难是该疾病的症状，因此最好谨慎处理或完全避免以下食物成分：①阿斯巴甜（甜味剂）、味精；②亚硫酸盐，比如用亚硫酸盐保存的干果；③酪胺，比如一些奶酪、坚果或大豆；④黑巧克力和牛奶巧克力；⑤柑橘类水果；⑥香蕉；⑦生洋葱。

第二节　保健品

每天服用一些有益的维生素可能有助于减轻疲劳，促进整体健康，提高幸福感。虽然SCA通常是进行性的，但不同的亚型会导致不同程度的功能障碍，因此用某些补充剂治疗可能对一些亚型有帮助，但对另一些亚型没有帮助。因此，患者在购买或服用保健品前，需要与医生沟通确保最佳效果，并停止服用任何可导致不良反应的产品。

建议补充的维生素及可考虑的补充剂见表4.2.1。

表4.2.1　建议补充的维生素及可考虑的补充剂

可考虑的补充剂	钙
	欧米茄3、欧米茄6、欧米茄9
	辅酶Q10（最好在用餐时与脂肪一起服用）
	镁剂（可以缓解肌肉痉挛）
	锌剂（硫酸锌）
	氨基葡萄糖硫酸盐（可以减轻关节疼痛）、二十二碳六烯酸（DHA）
	芦荟汁和螺旋藻（可以有效地消除体内毒素）
建议补充的维生素	维生素B_{12}
	维生素C
	维生素D_3（有助于钙的吸收）
	维生素E（有助于维持骨骼健康）
	维生素K

SCA患者可能会有多种日常生活活动能力下降，但令人庆幸的是，在中国，健康且令人幸福的饮食方法比比皆是。患者及家属可与医生共同讨论并制订一个综合性的饮食方案，从而优化患者的饮食结构，同时形成对患者更有利的补充保健计划。

参考文献

1. Cruz M M S, Leite C, Schieferdecker M E M, et al. Estimation of skeletal muscle mass in patients with spinocerebellar ataxia type 3 and 10 [J]. Int J Neurosci, 2019, 129 (7): 698–702.

2. Saute J A, Silva A C, Souza G N, et al. Body mass index is inversely correlated with the expanded CAG repeat length in SCA3/MJD patients [J]. Cerebellum, 2012, 11 (3): 771–774.

3. Cornelius N, Wardman J H, Hargreaves I P, et al. Evidence of oxidative stress and mitochondrial dysfunction in spinocerebellar ataxia type 2 (SCA2) patient fibroblasts: effect of coenzyme Q10 supplementation on these parameters [J]. Mitochondrion, 2017 (34): 103–114.

4. Velázquez-Pérez L, Rodríguez-Chanfrau J, García-Rodríguez J C, et al. Oral zinc sulphate supplementation for six months in SCA2 patients: a randomized, double-blind, placebo-controlled trial [J]. Neurochem Res, 2011, 36 (10): 1793–1800.

5. Manes M, Alberici A, Di Gregorio E, et al. Long-term efficacy of docosahexaenoic acid (DHA) for spinocerebellar ataxia 38 (SCA38) treatment: an open label extension study [J]. Parkinsonism Relat D, 2019 (63): 191–194.

第五章 日常生活护理

第一节 患者的自主护理

除了遵循医生的建议进行治疗和训练，积极愉快的心态对提高生活质量非常重要。在日常生活中，能完成的事情尽量自己完成；在确保安全的情况下，能参与的娱乐活动要尽量参与。通过这些不同的活动，可以增强身体肌肉力量，增加韧带柔韧性，提高平衡控制能力，改善心肺耐力。更重要的是，适当地参与日常及娱乐活动可有效减少其他心理疾病如抑郁、焦虑等的发生。

下面我们从衣、食、住、行以及个人卫生方面来介绍在日常生活中需要注意的地方，帮助SCA患者更好地参与日常及娱乐活动。

一、衣着选择

SCA可能会造成排汗困难、体温调节障碍。所以在选择衣物时，尽量选择保暖性强同时吸湿性强的材料，如纯棉、绒布。

当上肢功能出现障碍时（感觉手臂和手都没有力气或者没有以前灵活了）：

1.尽量选用容易穿脱的衣物款式，衣服尽量选择前开（拉链或扣子在前方）。

2.尽量选择使用尼龙粘扣而不是扣子的衣物（也可自己改造）。

3.衣服应当宽松舒适，穿脱省力。

4.裤子可使用松紧带，尽量避免皮带和扣子。

当步行不稳，有一定摔倒风险时，需要注意：

1.尽量穿有后跟的鞋子，避免穿拖鞋。

2.尽量选择平底鞋，避免鞋跟有高度的鞋子（如高跟鞋、坡底鞋等）。

3.鞋子的大小合适，避免尺码过大或者过小。

4.如果踝关节稳定性出现问题，可考虑使用高帮的鞋子或者踝足矫形鞋。

二、食物选择

注意营养摄入，同时也要注意体重保持（可定期检测体重）。体重变化过大可能会影响SCA患者的平衡能力。

出现吞咽功能障碍的SCA患者在选择喜欢的食物的同时，要避开不易下咽以及容易发生呛咳和窒息的食物，如太稀的食物（如茶、果汁、咖啡等）、太干的食物（如煮鸡蛋蛋黄、干面包、饼干）、太黏的食物（如汤圆、糍粑和其他糯米类食物）。

将食物做成容易吃的形状（切成小块，一小口一小口地吃）和质地（太稀的食物使用增稠剂将液体变浓稠一些、食用蒸蛋而不是水煮蛋等）。

选择减少呛咳的姿势进食：坐位，轻轻将脖子屈曲（下巴向胸前靠拢）进行吞咽，如果觉得没有完全吞下去，可以有意识地多吞几次。

如果不慎发生呛咳，首先需要保持冷静，弯腰将双手放在有良好支撑的桌面或者柜面（可增加辅助吸气肌的使用），深吸一口气，然后尽最大努力用最快的速度咳嗽，将呛着的东西咳出来。否则食物进入气管更危险。可使用海姆立克急救法–自我主动急救（图5.1.1）。

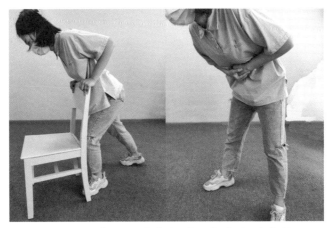

图5.1.1　海姆立克急救法-自我主动急救

　　如果自己无法将食物咳出，可寻求家属帮助。家属可使用海姆立克急救法帮助患者将呛咳的食物从气管中排出。

　　海姆力克急救法具体操作如下：家属以前腿弓步、后腿蹬地的姿势站稳，然后让患者坐在自己弓起的大腿上，并让其身体略前倾。然后将双臂分别从患者两腋下前伸并环抱住患者。左手握拳，右手从前方握住左手手腕，使左拳虎口贴在患者胸部下方、肚脐上方的上腹部中央，然后突然用力收紧双臂，用左拳虎口向患者上腹部内上方猛烈施压，这样每次冲击可以为气管提供一定的气量，从而将异物从气管内冲出。每次施压完毕后立即放松手臂，然后再重复操作，直到异物被排出。海姆立克急救法-家属帮助急救见图5.1.2。

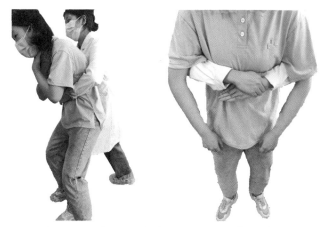

图5.1.2　海姆立克急救法-家属帮助急救

患者如果发现自己经常出现呛咳或者感觉"咳不出来"，需要尽快就医，寻求帮助。

三、居住环境

家属需保持患者所处的居住环境光线明亮，走廊及过道宽敞，无散落挡路的物件，地面干燥不打滑。同时，可按需求在厕所、浴室、床旁等处安装把手，帮助患者在坐下后自行站起。

患者在需要完成长时间站立的任务时（如做饭、洗澡、洗漱等），可在相应地点，如厨房、浴缸、洗手台前，放置高度合适的椅子（不能带轮子），需要时可休息。

四、步行/移动

针对不同的步行能力，SCA患者需要根据康复治疗师的建议来判断是否需要使用辅助器具（如拐杖、助行器、轮椅等）。患者在使用辅助器具前，需要在治疗师的指导下学会正确的使用方法。

患者在去到不同的场所时（如电影院、商场、餐厅），最好提前了解环境。治疗师可以辅助患者及家属分析辅助器具能否方便使用，如果存在一定困难，则需要怎样的帮助才便于使用辅助器具，提前做好规划。

五、个人卫生

保持卫生清洁有助于保持愉快的心情。

在功能允许的情况下，尽量使用生病前患者熟悉的方式进行清洁，比如使用淋浴洗头洗澡、去洗手台刷牙洗脸。必要时可使用辅助器具完成相应任务，同时可参照"居住环境"部分的相关内容进行家居改造，帮助患者保持个人卫生。

如果无法使用以前的方式进行清洁，可寻求朋友和家属的帮助。

第二节　家属护理

　　对于无法完成的活动，患者需要及时寻求家属和朋友的帮助。家属护理可参照"本章第一节"中的要求，对患者完成衣、食、住、行以及个人卫生任务进行帮助。另外，这里还需要补充一些特殊护理要求，以帮助家属提供更好的护理。

　　1. 对于上厕所需要帮助的患者，尽量帮助患者转移到厕所用正常的方式排泄，如无法完成再考虑使用其他方式，如便携式马桶、床上便盆、尿布、安装尿管等。

　　2. 很多患者都有一定程度的平衡功能障碍（表现为坐不稳、站不稳、走路不稳等），在帮助患者的过程中请务必注意患者的安全，杜绝跌倒发生。

　　3. 对于无法完成自主翻身的患者，需要定时（每隔2～3小时）帮助患者翻身，减少压疮的发生。如家属帮助患者翻身比较困难，可采用翻身枕。

　　4. 在个人卫生方面，如患者无法转移到洗漱间，可在床边或者床上使用替代方式，如湿毛巾擦拭、在床边使用水盆洗头或洗脚、使用免洗洗发水等。注意勤更换内衣，保持清洁。

5. 对于安装有管道（如尿管、鼻饲管等）的患者，家属需要遵循医嘱进行消毒和管道的定期更换，以免发生感染。

6. 对于使用辅助器具的患者，家属需要定期维护和清洁辅助器具，避免设备出现问题，引起摔倒等意外。

第三节　其他注意事项

一、血压的管理

患者可能会出现血压调节问题，尤其是容易出现低血压。出现低血压时，患者会感觉头晕、昏沉、眼前发黑。低血压常在饭后、站起来时、上厕所后出现。低血压出现后，患者应在确保安全后立即坐下或者躺下，防止摔倒，将下肢（双腿）抬高，让血液回流，维持血压。在保证安全的前提下，测量并记录血压情况。在咨询医生时，患者应将症状以及血压情况提供给医生。

二、尿管的管理

当患者排尿出现困难时，医生可能会建议使用尿管。尿管在安装后，一般会使用胶带固定在大腿或下腹部，所以正常的日常活动和运动训练并不会造成尿管脱落。但在活动时，还是需要注意不要拉扯尿管或者使尿管勾到障碍物，避免脱落。

当出现以下情况时，需要及时寻求医生的帮助：

1. 尿袋里呈现红色或者暗红色，提示可能有血尿。

2. 尿管脱落。

3. 尿管安置处出现强烈的不适，如疼痛、瘙痒、红肿等。

4. 打开开关后尿量变化不明显，提示可能有堵塞。

5. 一天尿量变化过大，和平时比尿量过少或者过多。

6. 下腹部胀痛。

参考文献

1. Gallegos C，Brito-de la Fuente E，Clavé P，et al. Nutritional aspects of dysphagia management［J］. Adv Food Nutr Res，2017（81）：271-318.

2. Urinary Catheter Management | AAFP［EB/OL］. 2022-10-13. https：//www. aafp. org/pubs/afp/issues/2000/0115/p369. html.

3. Cravens D D, Zweig S. Urinary catheter management［J］. Am Fam Physician, 2000, 61（2）：369-376.

4. Lo R Y, Figueroa K P, Pulst S M, et al. Depression and clinical progression in spinocerebellar ataxias［J］. Parkinsonism Relat D, 2016 （22）：87-92.

5. Schuch F B, Stubbs B. The role of exercise in preventing and treating depression［J］. Curr Sports Med Rep, 2019, 18（8）：299-304.

6. da Cruz G C, Zonta M B, Munhoz R P, et al. Functionality and disease severity in spinocerebellar ataxias［J］. Arq Neuropsiquiatr, 2022, 80 （2）：137-144.

第六章 其他参考信息

第一节 评估量表

很多评估量表可用于SCA患者。评估量表的使用有助于早期发现疾病症状，可以反映疾病现状，监测疾病变化。患者使用自评量表可以更清楚地了解自身状况。临床及科研工作者使用评估量表可以帮助诊断，指导治疗，以及评价疗效。下面介绍一些常用的脊髓小脑性共济失调评估量表。

一、共济失调症状的评估

可使用共济失调评定量表（scale for the assessment and rating of ataxia score，SARA）、世界神经病联合会国际合作共济失调量表（the international cooperative ataxia rating scale，ICARS）、脊髓小脑性共济失调功能指数

（the SCA functional index，SCAFI）、小脑功能综合评分
（the composite cerebellar functional score，CCFS）对患者
进行评估。

二、非共济失调症状的评估

可使用非共济失调症状清单（inventory of non-ataxia
symptoms，INAS）对患者进行评估。

三、其他

针对SCA患者结局报告，可使用共济失调患者报告结
局评价量表（patient-reported outcome measure of ataxia，
PROM-Ataxia），该量表由企鹅之家翻译，中山大学附属
第一医院吴超团队共同完善，并首次在中国患者中进行
验证，2022年成都简则医药技术有限公司发起了中文版
共济失调患者报告结局评估量表信效度研究。

针对SCA患者运动症状进行评估，可使用Berg平衡量
表（Berg balance scale，BBS）、平衡评估系统测试（balance
evaluation systems test，BESTest）、十米步行测试（10m
walking test）、起立-行走测试（timed up-and-go test）。

1. 针对SCA患者的非运动症状，可使用匹兹堡睡眠质
量指数（Pittsburgh sleep quality index，PSQI）评估睡眠，

使用不宁腿综合征评定量表（restless legs syndrome rating scale，IRLS）评估不宁腿，PHQ-9健康问卷〔也称抑郁症筛查量表（patient health questionnaire-9，PHQ-9）及广泛性焦虑障碍量表（generalized anxiexy disorde-7，GAD-7）〕评估焦虑、抑郁情绪，使用简易智能精神状态检查量表（mini-mental state examination，MMSE）、蒙特利尔认知评估量表（Montreal cognitive assessment，MoCA）及神经行为认知状况测试（neurobehavioral cognitive status examination，NCSE）评估认知功能。

2. 针对日常生活能力和生活质量，可使用改良Barthel指数（modified Barthel index，MBI）、欧洲五维健康量表（European Quality of Life Five Dimensions Questionnaire，EQ-5D）等。

第二节　获取信息与寻求帮助

SCA是一种罕见病，目前相关的知识和信息的获取途径在国内还十分匮乏，仅有少量相关信息且难以鉴别。随着罕见病逐渐走入大众视野，有一批先驱者开始科学严谨地普及知识、传播研究进展，包括但不限于专业医学机构的公众号、医生的个人公众号、科研项目支持的科普类公众号等。这里我们暂不做详细推荐。

如有条件，可以从一些国内或国际公认的官方网站获取信息。

1. 基因检测相关：depts.washington.edu/neurogen。

2. 运动障碍专家：www.socalmds.com。

3. 美国国家共济失调基金会：www.ataxia.org。

4. 英国国家共济失调基金会：www.ataxia.org.uk。

SCA患者随着疾病的发展行动会越来越困难，日常生活受到影响，且需要人照料，将会面临各种各样的问题，包括经济问题、就医问题、情绪问题等。SCA患者可以寻求帮助。中国红十字基金会已成立罕见病专项公益基金，其中就包括SCA。另外，如果丧失了劳动能力，在符合标准的前提下，可以在当地申请最低生活保障。全国数个医院已成立罕见病中心、罕见病门诊，为罕见病就医提供便利。

2018年，中国罕见病联盟在北京成立。该联盟由50余家具有罕见病相关专科的医疗机构、高等院校、科研院所、企业等联合组成，以促进罕见病的研究进展。2018年8月28日，"北京企鹅之家小脑萎缩症病患关爱中心"于北京注册，这是国内SCA患者及家属自发设立的组织，目标是关注患者身心健康、改善生活质量，同时维护SCA患者群体的合法权利和合理诉求。

附　录

附表1　专业名词中英对照表

英文缩写	英文全称	中文
A	adenine	腺嘌呤
BBS	Berg balance scale	Berg平衡量表
BESTest	balance evaluation systems test	平衡评估系统测试
BMI	body mass index	体质指数
C	cytosine	胞嘧啶
CCFS	the composite cerebellar functional score	小脑功能综合评分
DRPLA	dentatorubral–pallidoluysian atrophy	齿状核红核苍白球路易体萎缩症
EQ–5D	European Quality of Life Five Dimensions Questionnaire	欧洲五维健康量表
G	guanine	鸟嘌呤
GAD–7	generalized anxiexy disorde–7	广泛性焦虑障碍量表
ICARS	the International Cooperative Ataxia rating scale	国际合作共济失调量表
INAS	inventory of non–ataxia symptoms	非共济失调症状清单

续附表1

英文缩写	英文全称	中文
IRLS	restless legs syndrome rating scale	不宁腿综合征评定量表
MBI	modified Barthel index	改良Barthel指数
MJD	Machado–Joseph disease	马查多-约瑟夫病
MRI	magnetic resonance imaging	磁共振成像
MRS	magnetic resonance spectrum	磁共振波谱
PET	positron emission tomography	正电子发射扫描
PHQ–9	patient health questionnaire–9	PHQ–9健康问卷
poly Q	polyglutamine	多聚谷氨酰胺
PROM–Ataxia	patient–reported outcome measure of ataxia	共济失调患者报告结局评价量表
PSQI	Pittsburgh sleep quality index	匹兹堡睡眠质量指数
rTMS	repetitive transcranial magnetic stimulation	重复经颅磁刺激
SARA	scale for the assessment and rating of ataxia score	共济失调评定量表
SCA	spinocerebellar ataxia	脊髓小脑性共济失调
SCAFI	the spinocerebellar ataxia functional index	脊髓小脑性共济失调功能指数
SCD	spinocerebellar degeneration	脊髓小脑变性
SPECT	single–photon emission computed tomography	单光子发射计算机断层成像术
tDCS	transcranial direct current stimulation	经颅直流电刺激

英文缩写	英文全称	中文
TMS	transcranial magnetic stimulation	经颅磁刺激
VR	virtual reality	虚拟现实